BEI GRIN MACHT SICH IHR WISSEN BEZAHLT

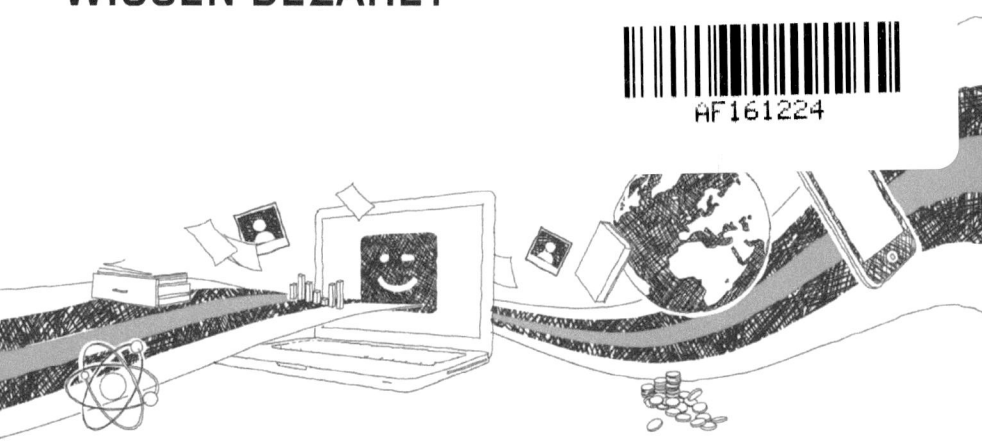

- Wir veröffentlichen Ihre Hausarbeit, Bachelor- und Masterarbeit

- Ihr eigenes eBook und Buch - weltweit in allen wichtigen Shops

- Verdienen Sie an jedem Verkauf

Jetzt bei www.GRIN.com hochladen und kostenlos publizieren

Bibliografische Information der Deutschen Nationalbibliothek:

Die Deutsche Bibliothek verzeichnet diese Publikation in der Deutschen Nationalbibliografie; detaillierte bibliografische Daten sind im Internet über http://dnb.d-nb.de/ abrufbar.

Dieses Werk sowie alle darin enthaltenen einzelnen Beiträge und Abbildungen sind urheberrechtlich geschützt. Jede Verwertung, die nicht ausdrücklich vom Urheberrechtsschutz zugelassen ist, bedarf der vorherigen Zustimmung des Verlages. Das gilt insbesondere für Vervielfältigungen, Bearbeitungen, Übersetzungen, Mikroverfilmungen, Auswertungen durch Datenbanken und für die Einspeicherung und Verarbeitung in elektronische Systeme. Alle Rechte, auch die des auszugsweisen Nachdrucks, der fotomechanischen Wiedergabe (einschließlich Mikrokopie) sowie der Auswertung durch Datenbanken oder ähnliche Einrichtungen, vorbehalten.

Impressum:

Copyright © 2008 GRIN Verlag, Open Publishing GmbH
Druck und Bindung: Books on Demand GmbH, Norderstedt Germany
ISBN: 9783640615612

Dieses Buch bei GRIN:

http://www.grin.com/de/e-book/150324/mrsa-net-mk-ein-regionales-netzwerk-zur-praevention-und-kontrolle-von

Torsten Sauer

MRSA-net MK. Ein regionales Netzwerk zur Prävention und Kontrolle von MRSA im Märkischen Kreis

GRIN Verlag

GRIN - Your knowledge has value

Der GRIN Verlag publiziert seit 1998 wissenschaftliche Arbeiten von Studenten, Hochschullehrern und anderen Akademikern als eBook und gedrucktes Buch. Die Verlagswebsite www.grin.com ist die ideale Plattform zur Veröffentlichung von Hausarbeiten, Abschlussarbeiten, wissenschaftlichen Aufsätzen, Dissertationen und Fachbüchern.

Besuchen Sie uns im Internet:

http://www.grin.com/

http://www.facebook.com/grincom

http://www.twitter.com/grin_com

Universität – Bielefeld

Weiterbildendes Fernstudium
Angewandte Gesundheitswissenschaften

Projektentwurf zur 4. Studienbegleitenden Prüfung

MRSA-net MK

Ein regionales Netzwerk zur Prävention und Kontrolle von MRSA im Märkischen Kreis

Vorgelegt von: Torsten Sauer

Vorgelegt am: 12.Dezember 2008

Inhaltsverzeichnis

Inhaltsverzeichnis	I
1. Einleitung	1
2. Ausgangslage und Problemstellung	1
2.1 Medizinisch-epidemiologische Grundlagen	1
2.2 Aufgaben des ÖGD	4
2.3 Auswirkungen auf das Gesundheitswesen	4
3. Entwicklung der Fragestellungen	6
3.1 Öffentlicher Gesundheitsdienst (ÖGD)	6
3.2 Stationäre Bereich	7
3.3 Ambulanter Bereich	8
4. Thema und Zielsetzung des Projekts	9
4.1 Projektvorstellung und Projektthema	9
4.2 Ziele des Projekts	10
5. Gesundheitspolitische Relevanz	10
6. Stand der Forschung und Entwicklung in der Praxis	11
7. Einschätzung der Realisierbarkeit und Strategien zur Akzeptanzsicherung	13
8. Durchführung des Projekts	15
8.1 Projektorganisation und Anbindung an bestehende Strukturen	15
8.2 Projektphasen	17
8.2.1 Konzeption	17
8.2.2 Planungsphase	17
8.2.3 Durchführungsphase	19
8.2.4 Abschlussphase	20
9. Finanz- und Zeitplanung	20

10. Erwartbare Ergebnisse	23
11. Übertragbarkeit des Projekts	23
12. Schlussbetrachtung	24
Literaturverzeichnis	III

1. Einleitung

Zur Prävention und Kontrolle von MRSA (Methicillin-resistente Staphylococcus aureus) soll ein regionales Netzwerk[1] im Märkischen Kreis implementiert werden, das alle relevanten Akteure im Gesundheitswesen, die mit MRSA zu tun haben, zusammenführt. Bei MRSA handelt es sich um Methicillin-resistente Bakterien der Spezies Staphylococcus aureus. Diese Bakterien sind für die meisten im Krankenhaus erworbenen Infektionen verantwortlich. Durch Verletzung der Haut oder auch durch medizinische Maßnahmen kann Staphylococcus aureus Wundinfektionen verursachen. Aufgrund der vorliegenden Antibiotika-Resistenz gestaltet sich die notwendige Therapie von Infektionen mit MRSA besonders problematisch (Robert Koch-Institut 2007, S. 307).

Die MRSA-Situation in Deutschland hat sich in den letzten Jahren deutlich verschlechtert. Dabei ist eine Zunahme der MRSA-Prävalenz von ca. 6 % in 1996 auf z. T. über 30 % im Jahre 2004 zu beobachten (Fenner 2006, S. 7). In anderen europäischen Ländern, wie beispielsweise in den Niederlanden und den skandinavischen Ländern, sind die MRSA-Raten dagegen mit weniger als 1 % deutlich niedriger. Die Ursache ist in der Umsetzung konsequenter und kontrollierter Kontroll- und Präventionsstrategien in diesen Ländern zu suchen (Robert Koch-Institut 2007, S. 307). In Krankenhäusern entstehen durch das Auftreten von MRSA neben menschlichen auch ökonomische Belastungen. Hierzu zählen vor allem eine längere Verweildauer der Patienten im Krankenhaus, die Blockierung von Krankenhausbetten sowie die zusätzlichen diagnostischen und therapeutischen Maßnahmen, die zu erheblichen Zusatzkosten führen (MEDIENMANUFAKTUR Wortlaut & Söhne 2007, S. 37ff). Eine Beschränkung von Präventionsmaßnahmen auf den stationären Bereich allein ist nicht ausreichend. Vielmehr müssen Probleme und Gefahren wie MRSA durch ein vernetztes Vorgehen angegangen werden. Allen Akteuren im Gesundheitswesen muss klar werden, dass MRSA nur im Kollektiv zu bewältigen ist (Robert-Koch-Institut 2007, S. 308).

Das übergeordnete Ziel des vorliegenden Projektentwurfs ist die Implementierung eines regionalen Netzwerkes zur Prävention und Kontrolle von MRSA im Märkischen Kreis. Zunächst wird die Ausgangslage beschrieben, in der medizinisch-epidemiologische Grundlagen von MRSA vermittelt und die Aufgaben des Öffentlichen Gesundheitsdienstes geschildert werden. Im Anschluss daran werden die Auswirkungen aufgezeigt, die durch MRSA für das Gesundheitswesen entstehen, zu deren Lösung diese Arbeit beitragen soll. Das MRSA-net MK, ein regionales Netzwerk zur Prävention und Kontrolle von MRSA im Märkischen Kreis soll diesen Beitrag leisten.

2. Ausgangslage und Problemstellung

2.1. Medizinisch-epidemiologische Grundlagen

Staphylococcus aureus ist ein Erreger, den man unter anderem in der physiologischen Hautflora des Menschen antrifft, wobei er hier vorrangig den Nasenvorhof kolonisiert. Bei Verletzung der Haut oder auch durch medizinische Maßnahmen kann Staphylococcus aureus Wundinfektionen verursachen. Er ist verantwortlich sowohl von außerhalb des Krankenhauses erworbenen Infektionen, wie zum Beispiel der Endokarditis, der hämatogenen Osteomye-

---

[1] Der Begriff „Netzwerk" wird in der wissenschaftlichen Literatur sehr vielfältig genutzt. Im Folgenden soll Netzwerk wie folgt definiert werden: „als eine nicht hierarchische dezentrale Struktur zum Austausch von Ressourcen" (Wikipedia 2008).

litis oder der Pneumonie, als auch insbesondere von nosokomialen Infektionen[2]. Zusätzlich zu seiner Bedeutung als Erreger nosokomialer Infektionen hat sich die Antibiotikaresistenz, also die Unempfindlichkeit des Erregers gegenüber einer Reihe von Antibiotika, zunehmend verschlechtert. Besonders problematisch für die klinische Praxis ist hierbei die Methicillinresistenz von Staphylococcus aureus gegenüber so genannter staphylokokkenwirksamen penicillinasefesten Penicillinen. Bei Methicillin-resistenten Staphylococcus aureus (MRSA) tritt neben der Resistenz gegen alle β-Laktamantibiotika (Penicilline, Cephalosporine, Carbapeneme) auch eine Multiresistenz, eine Resistenz gegenüber mehreren Antibiotika auf, wodurch die Therapie von MRSA-Infektionen erschwert wird (Robert Koch-Institut 1999, S. 954). Maßgeblichen Anteil an der Resistenzentwicklung hat der nicht indizierte Einsatz von Antibiotika, der zur Bildung von Resistenzen und Selektion der Erreger und zu einer steigenden MRSA-Prävalenz führt (MEDIENMANUFAKTUR Wortlaut & Söhne 2007, S. 21).

MRSA ist ein weltweites Problem in stationären Einrichtungen. Von 1998 bis 2004 stieg der Anteil von MRSA an Staphylococcus aureus aus Infektionen in Krankenhäusern von 15% auf über 20% (Robert Koch-Institut 2007, S. 2). Bei der Häufigkeit des Auftretens von MRSA werden Länder mit kaum noch beherrschbarer MRSA-Situation und einem MRSA-Anteil von 20% bis 60% (Japan, USA, Spanien, Italien, Frankreich oder England) von Ländern mit einem auf Grund strikter Kontroll- und Präventionsstrategien nachweisbarem MRSA-Anteil von nur wenigen Prozent (Niederlande und die skandinavischen Länder) unterschieden (Robert Koch-Institut 1999, S. 954). Die folgende Abbildung zeigt den Anteil des MRSA an allen invasiven Staphylococcus-aureus-Isolaten in Europa 2005. Für Deutschland wird gegenwärtig eine MRSA-Prävalenz von 20,7 % angegeben (Fenner 2006, S. 7).

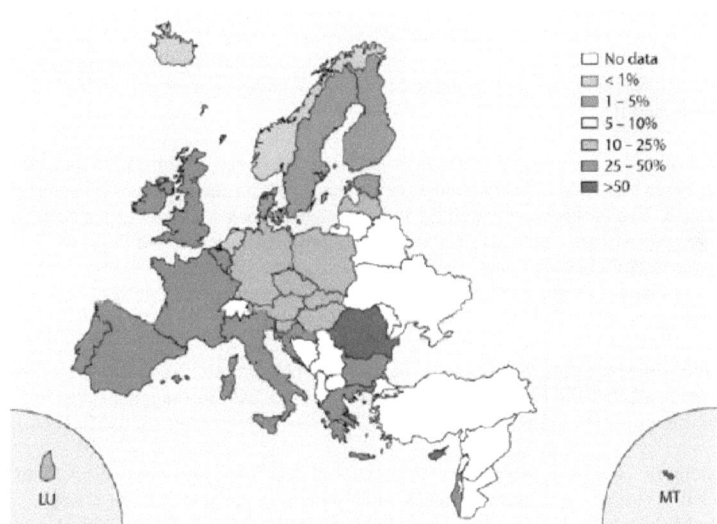

Abbildung 1: (Quelle: Diefenbeck, Mückley, Hofmann 2008, S. 133).

---

[2] Bei nosokomialen Infektionen, handelt es sich um Infektionen, die in zeitlichem Zusammenhang mit einer medizinischen Maßnahme stehen und als solche nicht bereits vorher bestanden (Robert Koch-Institut 2008, S. 1).

Der häufigste Übertragungsweg von MRSA sind die Hände z. B. des medizinischen Personals. Dies gilt sowohl bei der Übertragung von Patient auf Patient als auch bei der Übertragung von kontaminierter Umgebung auf den Patienten. Staphylococcus aureus ist sehr widerstandsfähig gegenüber Trockenheit und Wärme. Er ist in der unbelebten Umgebung (z. B. Kittel, Luft, Geräteoberflächen, Instrumente, Pflegeartikel, Krankenhausinventar etc.) bis zu mehreren Monaten lebensfähig (Robert Koch-Institut 1999, S. 955). Wie schon erwähnt, ist der Erreger vorrangig im Nasenvorhof angesiedelt. Von dort aus kann er sich auf andere Bereiche der Haut (u. a. Hände, Axilla, Perinealregion) und Schleimhäute (z. B. Rachen) ausbreiten (Robert Koch-Institut 1999, S. 954).

Man unterscheidet zwischen einer Besiedlung (Kolonisation) und einer Infektion mit MRSA. Bei einer Besiedlung sind MRSA-Bakterien auf der Schleimhaut/Haut des Menschen angesiedelt und vermehren sich. Eine Erkrankung entsteht nicht. Die Infektion erfolgt durch Eindringen von MRSA über die (Schleim-) Haut des Menschen und macht Ihn zusätzlich krank. Infektionen mit MRSA können banal ablaufen, beispielsweise mit einem Abszess oder einer Eiterbildung. Bei Personen mit einem geschwächten Immunsystem kann es aber auch zu schweren Infektionen wie einer Blutvergiftung und Lungenentzündung kommen. Für gesunde Menschen stellt MRSA jedoch keine Bedrohung dar. Im Falle einer Besiedlung versucht man durch antibakterielle Waschungen und Nasensalben die Bakterien von der Haut zu bekommen. Man spricht hier auch von einer Sanierung des Patienten. Infektionen werden durch eine individuelle Antibiotikatherapie behandelt. Trotz der vorhandenen Resistenzen können für die Therapie so genannte Reserveantibiotika eingesetzt werden.

Um künftige Infektionen mit MRSA zu vermeiden, muss der Erreger auch von der Haut und Schleimhaut des Patienten entfernt werden. Zu den Risikofaktoren, um Träger von MRSA zu werden sind eine positive MRSA-Anamnese, d. h. einmal MRSA-Träger gewesen zu sein, trotz erfolgreicher Sanierung, Kontakt zu einem MRSA-Träger, Aufenthalt in einem Krankenhaus oder in einem Alten- Pflegeheim (>24 Std.) innerhalb der letzten 6 Monate sowie eine chronische Pflegebedürftigkeit und offene chronische Wunden zu nennen (EUREGIO MRSA-net 2006, S. 2 ff).

Um das Auftreten von MRSA zu vermeiden oder die Verbreitung einzudämmen, ist speziell im klinischen Bereich ein konsequentes und systematisches Hygienemanagement erforderlich. Hierzu gehört u. a. eine umfassende Schulung des gesamten Personals, frühzeitiges Erkennen und Verifizieren von MRSA-Kolonisation bzw. Infektion mit Hilfe eines Screenings, strikte Einhaltung der erforderlichen Hygienemaßnahmen, konsequente Isolierung MRSA-kolonisierter/-infizierter Patienten sowie ein kontrollierter Umgang mit Antibiotika (Robert Koch-Institut 2007, S. 7).

Aber auch außerhalb von Krankenhäusern und bei gesunden Menschen können MRSA auftreten. Diese Bakterien haben die Fähigkeit zur Ausbreitung in der Bevölkerung, ohne dass die betroffene Person vorher im Krankenhaus gewesen sein muss und werden als CA-MRSA bezeichnet.
CA-MRSA steht für Community acquired Methicillin Resistant Staphylococcus aureus (Fenner 2006, S. 10). Es handelt sich hierbei um eine vollkommen neue Kategorie von MRSA, die nicht mit dem MRSA in den Krankenhäusern verwechselt werden darf (EUREGIO MRSA-net 2007, S. 2 ff). Der Nachweis von CA-MRSA steht vor allem im Zusammenhang mit tiefgehenden und nekrotisierenden (Absterben von Gewebe oder Organen) Haut-Weichteilinfektionen und in seltenen Fällen mit nekrotisierenden Pneumonien (Robert Koch-Institut 2007, S. 3).

2.2. Aufgaben des ÖGD

Die Aufgaben des Öffentlichen Gesundheitsdienstes (ÖGD) bzw. des Gesundheitsamtes im Zusammenhang mit MRSA sind weitestgehend in den §§ 23 und 36 des Infektionsschutzgesetzes (IfSG) vom 20. Juli 2000 verankert. Laut § 23 Absatz 1 sind demnach Leiter von Krankenhäusern und von Einrichtungen für ambulantes Operieren verpflichtet, bestimmte vom Robert Koch-Institut (RKI) festgelegte nosokomiale Infektionen (postoperative Wundinfektionen, katheter assoziierte Harnwegsinfektionen, beatmungsassoziierte Pneumonien, katheter assoziierte Septikämien) und das Auftreten von Krankheitserregern mit speziellen Resistenzen und Multiresistenzen (dazu zählt MRSA) aufzuzeichnen und zu bewerten (Gastmeier, Geffers 2006, S. 395 sowie Bundesgesundheitsblatt 2000, S. 888). Das Gesundheitsamt kann auf Verlangen Einsicht in die Aufzeichnungen nehmen. Ein Verstoß gegen diese gesetzliche Vorschrift ist bußgeldbewehrt und kann durch die zuständige Behörde jederzeit durchgesetzt werden (MEDIENMANUFAKTUR Wortlaut & Söhne 2007, S. 36).

Durch die Aufzeichnung und Bewertung (Surveillance) von nosokomialen Infektionen bzw. Erregern mit besonderen Resistenzen und Multiresistenzen können mögliche Ursachen, Risikobereiche, gesteigerter Antibiotikaverbrauch und Ausbrüche aufgedeckt werden (Robert Koch-Institut 2008, S. 3). Die erhobenen Surveillance-Daten ermöglichen es, Schwachstellen im Bereich der Hygiene aufzuzeigen und daraus die erforderlichen Interventionsmaßnahmen abzuleiten (Amtliche Begründung zum IfSG 2000, S. 90). Darüber hinaus können durch eine Dokumentation sinkender oder niedriger Infektions- und Resistenzraten neue Qualitätsindikatoren geschaffen werden (Robert Koch-Institut 2008, S. 1).

Neben der Verpflichtung nach § 23 IfSG, besteht nach § 6 Absatz 3 IfSG außerdem die Verpflichtung einen nosokomialen Ausbruch[3] unverzüglich dem Gesundheitsamt nicht namentlich zu melden (MEDIENMANUFAKTUR Wortlaut & Söhne 2007, S. 36). Die nicht namentliche Meldung von nosokomialen Ausbrüchen soll eine fachliche Zusammenarbeit zwischen dem Gesundheitsamt und den betroffenen Einrichtungen ermöglichen (Amtliche Begründung zum IfSG 2000, S. 59).

Gemäß dem § 36 Absatz 1 des Infektionsschutzgesetzes unterliegen Einrichtungen des Gesundheitswesens, wie Krankenhäuser, Alten-Pflegeheime oder Einrichtungen für ambulantes Operieren, der infektionshygienischen Überwachung durch das Gesundheitsamt (§ 36 Absatz 1 IfSG). Im Märkischen Kreis werden Krankenhäuser und Alten-Pflegeheime einmal jährlich durch den Fachdienst Gesundheitsschutz und Umweltmedizin (FD 74) aus infektionshygienischer Sicht besichtigt. Im Rahmen dieser Hygieneüberwachung wird auch die Einhaltung des § 23 IfSG anhand eines Fragebogens kontrolliert. Zudem wird Einsicht in die nach § 36 Absatz 1 erforderlichen Hygienepläne genommen. In diesen Hygieneplänen sollen innerbetriebliche Maßnahmen zur Infektionshygiene (z. B. Umgang mit MRSA) festgelegt werden.

Die vorangegangenen Ausführungen machen deutlich, dass der Öffentliche Gesundheitsdienst eine wichtige Rolle bei der Prävention und Kontrolle von MRSA hat.

2.3. Auswirkungen auf das Gesundheitswesen

Eine Infektion mit MRSA hat nicht nur für den betroffenen Patienten selbst, sondern auch

---

[3] Gemäß § 6 Absatz 3 Infektionsschutzgesetz (IfSG) ist ein Ausbruch als das gehäufte Auftreten nosokomialer Infektionen, bei denen ein epidemischer Zusammenhang wahrscheinlich ist oder vermutet wird, definiert.

auf wirtschaftlichen Gebieten weit reichende Konsequenzen. Vor allem in Krankenhäusern verursacht sie durch eine längere Aufenthaltsdauer des Patienten, Blockierung von Krankenhausbetten, spezielle Therapien oder durch teure Medikamente erhebliche Zusatzkosten. Verschiedene Kohorten-Studien ergaben eine höhere Verweildauer um das 1,3-1,5-fache. Es entstehen hohe Kosten unter anderem durch die Anwendung teurer Reserve- Antibiotika und die zeit- und personalaufwendigen Präventionsmaßnahmen wie Händedesinfektion, Isolierung, Schutzkleidung, antiseptische Ganzkörperwaschungen. Anders als in der Vergangenheit bei den pauschalen Pflegetagen, wodurch Krankenhäuser die Zusatzkosten für die längere Verweildauer und den Mehraufwand auffangen konnten, müssen die Einrichtungen nach Einführung der Fallkostenpauschalen (DRG`s, Disease related groups) hingegen verkürzte Liegezeiten anstreben, um Verluste zu vermeiden (MEDIENMANUFAKTUR Wortlaut & Söhne 2007, S. 37ff).

Wernitz ermittelte in seiner Kohortenstudie in einem Berliner Krankenhaus DRG-Kosten bei einer nosokomiale MRSA-Infektion von 10.951,76 € und einen Erlös von nur 2.907,58 €. Die Verluste von 8.044,18 € ergaben sich durch die Überschreitung der OGVD (Obere Grenze der Verweil Dauer) bei 61 von 86 Patienten mit nosokomialer MRSA-Infektion der jeweils zugeordneten DRG, um durchschnittlich 18,1 Tage. Wobei die höchsten Kosten bei Patienten mit nosokomialer MRSA-Pneumonie entstanden (Wernitz 2005, S. 60). Es handelt sich demzufolge um ein reines Verlustgeschäft für die betroffenen Einrichtungen (MEDIENMANUFAKTUR Wortlaut & Söhne 2007, S. 37ff).

Mit der folgenden Darstellung werden die soeben beschriebenen Erkenntnisse aus der Studie von Martin Henning Wernitz unterteilt nach der Infektionsart nochmals tabellarisch dargestellt. Die Tabelle zeigt die durchschnittliche Verweildauer nach Überschreiten der oberen Grenzverweildauer (OGVD), durchschnittliche Erlöse und durchschnittliche Kosten für Patienten mit nosokomialer MRSA-Infektion, die die OGVD ihrer DRG überschritten haben (n=61).

	Verweildauer oberhalb OGVD (in Tagen)	Durchschnittliche Erlöse pro Patient	Durchschnittliche Kosten pro Patient	Durchschnittliche Kosten-Erlös-Differenz (Verluste)
postoperative Wundinfektionen (n=21)	20,7	6 944,32 €	11 354,59 €	- 4 410,27 €
Pneumonien (n=9)	20,5	6 792,49 €	29 277,25 €	- 22 484,76 €
Sepsis (n=15)	15,7	5 013,93 €	13 536,52 €	- 8 522,59 €
Harnwegsinfektionen (n=5)	10,0	2 894,36 €	4 656,82 €	- 1 762,46 €
andere Infektionen (n=11)	17,6	4 317,86 €	5 299,12 €	- 981,26 €

Abbildung 2: (Quelle: Wernitz 2005, S. 62).

Neben den monetär quantifizierbaren Kosten kann durch die zunehmende Thematisierung in der Öffentlichkeit ein langfristiger Image-Schaden für die jeweilige Einrichtung und für das gesamte Gesundheitssystem entstehen und somit auch hohe intangible Kosten. Hinzu kommt ein steigendes Verlangen seitens der Patienten nach Auskunft über Qualität im Gesundheitswesen. Inzwischen sind Krankenhäuser nach § 137 SGB V (Sozialgesetzbuch V) verpflichtet, einen externen Qualitätsbericht durchzuführen, der im Internet veröffentlicht wird. In Ballungszentren mit einer hohen Krankenhausdichte können nosokomiale Infektionen als Qualitätsindikatoren bei der Wahl des Krankenhauses für einen elektiven Eingriff zukünftig an Bedeutung gewinnen (Wernitz 2005, S. 86f).

3. Entwicklung der Fragestellungen

3.1. Öffentlicher Gesundheitsdienst (ÖGD)

In der Einleitung dieses Projektentwurfs wurde bereits darauf hingewiesen, dass eine Beschränkung von Präventionsmaßnahmen auf den stationären Bereich allein nicht ausreichend ist. Vielmehr muss im Sinne von Case-Management angefangen vom stationären Aufenthalt, jedoch auch nach der Entlassung, in der Arztpraxis oder dem Alten- Pflegeheim, bis zum nächsten Krankenhausaufenthalt der MRSA-Patient unter Einbeziehung der lokalen Experten (Ärzte für Mikrobiologie, Ärzte für Hygiene) und der Gesundheitsämter weiter betreut werden. Man spricht hierbei auch von einer Zusammenarbeit entlang des MRSA-Kreislaufs (Robert-Koch-Institut 2007, S. 308).

Dazu kommt der unterschiedliche Umgang mit MRSA in den verschiedenen Einrichtungen des Gesundheitswesens, wie eigene Erfahrungen des Verfassers aus der täglichen Arbeit zeigen. So werden notwendige Isolierungs- und Hygienemaßnahmen nicht in der nötigen Konsequenz von allen Akteuren umgesetzt, möglicherweise fehlen teilweise Kenntnisse über den Erreger ebenso wie die Einsicht in die Notwendigkeit der Isolierungs- und Hygienemaßnahmen. Es ergibt sich somit folgende Fragestellung:

Wie ist es möglich alle regionalen Partner der Gesundheitsversorgung zusammenzuführen, um eine einheitliche Vorgehensweise bei MRSA zu erreichen?

In den Krankenhäusern im Märkischen Kreis wurden nach Einführung der Erfassungspflicht von Krankheitserregern mit speziellen Resistenzen und Multiresistenzen durch das Infektionsschutzgesetz (IfSG) jeweils auf Nachfrage des Fachdienstes Gesundheitsschutz und Umweltmedizin die folgenden Zahlen mitgeteilt:

Jahr	MRSA-Fälle
2000	82
2001	142
2006	502

Abbildung 3: (Quelle: Eigene Darstellung).

Aufgrund dieser Entwicklung (s. eigene Darstellung) besteht ein aktueller Handlungsbedarf für den Öffentlichen Gesundheitsdienst im Märkischen Kreis. Bei der Hygieneüberwachung von Krankenhäusern und Einrichtungen für ambulantes Operieren zeigen sich außerdem große Unterschiede in der Umsetzung des § 23 Absatz 1 IfSG. So findet in einigen Einrichtungen keine Surveillance von nosokomialen Infektionen und das Auftreten von Krankheitserregern mit speziellen Resistenzen und Multiresistenzen fortlaufend statt oder es wird eine MRSA-Rate von fragwürdigen 0,00 % vorgelegt. Aus diesem Grunde gibt es keine aktuellen und interpretierbaren Zahlen über die MRSA-Situation im Märkischen Kreis.

Wie kann daher die MRSA-Rate im Märkischen Kreis gesenkt werden und wie kann eine abgestimmte Erfassung und Analyse epidemiologischer MRSA-Daten zur Erfüllung des § 23 Absatz 1 IfSG umgesetzt werden?

Außerdem bewegen sich die Kenntnisse über die Bedeutung von MRSA sowohl bei den Patienten als auch beim Personal im Gesundheitswesen im Bereich von völliger Verharmlosung und „der Seuche schlechthin". Der Fachdienst Gesundheitsschutz und Umweltmedizin des Märkischen Kreises verzeichnet eine Zunahme von Anfragen zum Thema MRSA und Beschwerden von Angehörigen hauptsächlich über unnötige Schutzmaßnahmen im ambulanten Bereich.

Wie kann die Bevölkerung im Märkischen Kreis über MRSA aufgeklärt werden?

3.2 Stationäre Bereich

Im Krankenhaussektor führt das Auftreten von MRSA (längere Verweildauer, Blockierung von Betten, zusätzliche therapeutische Maßnahmen) in erster Linie zu erhöhten Kosten (MEDIENMANUFAKTUR Wortlaut & Söhne 2007, S. 37). Die Umstellung der Krankenhausvergütung, steigende Anforderungen im Bereich der Qualitätssicherung sowie der zunehmende Wettbewerb unter den Krankenhäusern erhöhen den Druck auf die Einrichtungen, die Qualität ihrer Leistungen stetig zu verbessern und gleichzeitig die entstehenden Kosten zu reduzieren.

Wie lassen sich die Zusatzkosten, die durch das Auftreten von MRSA im stationären Bereich entstehen reduzieren?

In Deutschland werden mehr als die Hälfte aller MRSA in einem Krankenhaus bereits bei Aufnahme des Patienten nachgewiesen, wie Studien belegen. Von daher nehmen Krankenhäuser eine zentrale Rolle bei der Bekämpfung von MRSA in einer Region ein (EUREGIO MRSA-net 2008). Nur durch rechtzeitige und angemessene Präventionsmaßnahmen lassen sich Übertragungen von MRSA verhindern, Ausbrüche mit MRSA begrenzen sowie nicht zuletzt Kosten für die betroffenen Einrichtungen vermeiden (Robert-Koch-Institut 1999, S. 955). Die Kommission für Krankenhaushygiene und Infektionsprävention am Robert-Koch-Institut hat im Jahr 1999 eine Empfehlung zur Prävention und Kontrolle von MRSA in Krankenhäusern und anderen medizinischen Einrichtungen herausgegeben. Die entscheidenden Maßnahmen zur Kontrolle der MRSA-Situation sind demnach:

- Händehygiene
- Aufklärung der Patienten, Besucher und Mitarbeiter über MRSA
- Eingangsscreening
- Isolierung MRSA-positiver Patienten
- Verwendung von Schutzkitteln und Mund-Nasenschutz
- täglicher Wechsel des Schutzkittels
- Routinemäßige Desinfektion patientennaher Flächen und patientennaher Gegenstände
- Desinfektion der patientennah verwendeten Gegenstände
  (Stethoskope, Blutdruckgeräte, Fieberthermometer)

Bei den Isolierungsmaßnahmen ist zu beachten, dass für MRSA-besiedelte Patienten die Isolierung frühestens dann aufgehoben werden sollte, wenn drei Tage nach Abschluss der Behandlung an drei aufeinander folgenden Tagen MRSA-negative Abstriche den Sanierungserfolg bestätigen. Die weittestmögliche Vermeidung invasiv-diagnostischer und operativer (insbesondere elektiver) Eingriffe sowie die Minimierung von Verlegung und Transport bilden weitere Konsequenzen für den Umgang mit MRSA-Patienten (Robert-Koch-Institut 1999, S.

955ff). Die soeben beschriebenen Präventionsmaßnahmen bedeuten für die jeweilige Einrichtung einen hohen personellen und materiellen Aufwand.

Wie können die bei Nachweis von MRSA empfohlenen Präventionsmaßnahmen im Klinikalltag integriert werden?

3.3 Ambulanter Bereich

In einer vom Landesinstitut für den Öffentlichen Gesundheitsdienst NRW (Lögd)[4] durchgeführten Studie zum Vorkommen von MRSA in Alten- und Pflegeheimen aus dem Jahr 2002 wurde eine MRSA-Prävalenz von 3 % festgestellt (Landesinstitut für den Öffentlichen Gesundheitsdienst NRW 2002, S. 23). Die Ursache für das Auftreten von MRSA in Alten- und Pflegeheimen ist das Vorkommen und die zunehmende Anzahl von MRSA-kolonisierten-/infizierten Patienten im Krankenhaus, da es einen engen Zusammenhang zwischen zurückliegenden Krankenhausaufenthalten und der MRSA-Kolonisation von Altenheimbewohnern gibt (Robert-Koch-Institut 2005, S. 1073).

Der Umgang mit MRSA in Alten- und Pflegeheimen führt nach eigenen Erfahrungen trotz eindeutiger Richtlinien immer wieder zu Unsicherheiten und übertriebenen Maßnahmen. Diese resultieren nicht selten aufgrund von unklaren Handlungsanweisungen und mangelnder Aufklärung zu MRSA außerhalb der Krankenhäuser. So ist es durchaus möglich, dass soziale Kontakte zwischen MRSA-Positiven zu Angehörigen, Besuchern und Mitbewohnern ohne Einschränkungen weiterhin erfolgen können. Für die Prävention einer Weiterverbreitung des Erregers innerhalb der Einrichtung sind in der Regel die Hygienemaßnahmen ausreichend, die ohnehin beim routinemäßigen Umgang mit den Bewohner zu beachten sind. Jede Art von Einrichtung, egal ob Krankenhaus oder Alten- und Pflegeheim, muss in der Lage sein, Personen mit einer MRSA-Besiedlung/-Infektion versorgen zu können. Deshalb ist die Ablehnung der Aufnahme von pflegebedürftigen Personen, mit dem Verweis auf MRSA-Kolonisierung oder –Infektion ist weder mit medizinischen, noch organisatorischen oder juristischen Argumenten zu rechtfertigen. Da sich die Lebensverhältnisse in Alten- und Pflegeheimen wesentlich von denen im Krankenhaus unterscheiden muss die Verhältnismäßigkeit zwischen einer eventuellen Einschränkung der Bewegungsfreiheit und dem Schutz der Mitbewohner differenziert und situationsabhängig abgewogen werden. Auf der Grundlage einer individuellen Risikoabschätzung müssen dann die notwendigen Maßnahmen für jeden einzelnen Bewohner bzw. Mitbewohner festgelegt werden (Robert-Koch-Institut 2005, S. 1073ff).

Im Gegensatz zum stationären Bereich, wo besondere Hygienemaßnahmen im Vordergrund stehen, ist im ambulanten Bereich (Alten- u. Pflegeheime, niedergelassene Ärzte, ambulante Pflegedienste) vor allem die konsequente MRSA-Behandlung von Bedeutung. Diese so genannte Sanierungstherapie und ein professionelles Wundmanagement muss auch dann erfolgen, wenn der Patient keine Infektion hat und der Erreger lediglich die Haut besiedelt und keine Erkrankung verursacht, damit es bei einem erneuten Krankenhausaufenthalt nicht zu Übertragungen auf andere Patienten kommt (EUREGIO MRSA-net 2008 und Robert-Koch-Institut 2007, S. 308). Entscheidend ist hierbei die Information über den Trägerstatus des Patienten durch die Klinik an den weiterbehandelnden Arzt, an das aufnehmende Alten- und

---

[4] Seit dem 1.1.2008: Landesinstitut für Gesundheit und Arbeit des Landes Nordrhein-Westfalen. In dem neuen Landesinstitut wurden das bisherige Landesinstitut für den öffentlichen Gesundheitsdienst des Landes Nordrhein-Westfalen (lögd) und die bisherige Landesanstalt für Arbeitsschutz des Landes Nordrhein-Westfalen (LAfA) zusammengeführt.

Pflegeheim, an den ambulanten Pflegedienst oder an den Rettungs- und Krankentransportdienst (Robert-Koch-Institut 2007, S. 9). Nur so ist die erforderliche Zusammenarbeit aller Akteure, die tagtäglich mit MRSA zu tun haben möglich (MRSA-Kreislauf). Nach Auffassung des Verfassers ist diese Vorgehensweise allerdings in der täglichen Praxis eher selten und führt unweigerlich zu vielfältigen Kommunikations- und Kooperationsproblemen im ambulanten Bereich.

Bei Verlegung und Transport von kolonisierten- bzw. infizierten Personen durch die Krankentransporte wird MRSA wie eine direkt übertragbare Erkrankung gehandhabt. Hieraus resultierten in den vergangenen Jahren übertriebene Schutzmaßnahmen, wie das Tragen von virusdichten Schutzoveralls und Atemhalbmasken, die wiederum zu einem hohen sozialen Schaden bei den Betroffenen führten (EUREGIO MRSA-net 2008). Zusammenfassend lassen sich aus den vorangegangenen Ausführungen folgende Fragestellungen für den ambulanten Sektor ableiten:

Wie kann die interdisziplinäre Zusammenarbeit bei der Bekämpfung von MRSA über räumliche und institutionelle Grenzen hinweg verbessert werden?

Wie kann der Informationsfluss zum Thema MRSA zwischen den einzelnen Akteuren im Gesundheitswesen verbessert werden?

Welche Maßnahmen zur Prävention von MRSA sind im ambulanten Sektor durchzuführen?

4 Thema und Zielsetzung des Projekts

4.1. Projektvorstellung und Projektthema

Das „MRSA-net MK" Projekt soll ein regionales Netzwerk zum Schutz der Bevölkerung im Märkischen Kreis vor Infektionen mit MRSA sein. Durch Austausch von Wissen und Knowhow sowie insbesondere durch die enge Zusammenarbeit aller Akteure des Gesundheitswesens soll dieses Projekt zur Verbesserung der Umsetzung von MRSA-Präventions- und Kontrollmaßnahmen im Märkischen Kreis beitragen. Krankenhäuser, Alten- und Pflegeheime, Arztpraxen, ambulante Pflegedienste und Krankentransport- und Rettungsdienste sind als Teilnehmer für das Projekt angesprochen. Als mögliche weitere Teilnehmer kommen Krankenkassen, die Kassenärztlichen Vereinigungen und Laboratorien in Frage.

In Kapitel 3 wurde deutlich beschrieben, dass interdisziplinäre Zusammenarbeit in der Bekämpfung von MRSA äußerst wichtig ist. Das geplante Projekt will u. a. die Zusammenarbeit der verschiedenen Akteure des Gesundheitswesens anregen und unterstützen und mit der Implementierung eines regionalen Netzwerks einen gesundheitswissenschaftlichen Beitrag zur Verbesserung der Gesundheit der Bevölkerung im Märkischen Kreises leisten. Das Thema der vorliegenden Projektarbeit lautet deshalb:

MRSA-net MK

Ein regionales Netzwerk zur Prävention und Kontrolle von MRSA im Märkischen Kreis

Als möglicher Auftraggeber für dieses Projekt ist die kommunale Gesundheitskonferenz des Märkischen Kreises[5] zu nennen.

4.2. Ziele des Projekts

Die Ziele des Projekts gliedern sich in kurzfristige und langfristige Ziele. Als übergeordnetes Ziel wird mit dem regionalen Netzwerk die Verbesserung der Gesundheit in der Bevölkerung im Märkischen Kreis angestrebt. Im Einzelnen sollen folgende Ziele erreicht werden:

kurzfristig

- Implementierung eines regionalen Netzwerks für den Märkischen Kreis, das alle für die MRSA-Verbreitung relevanten Akteure im Gesundheitswesen (stationär und ambulant) zusammenführt (z. B. Runde Tisch-Gespräche)
- Umsetzung des § 23 Absatz 1 Infektionsschutzgesetz (IfSG)
- Abstimmung von Hygienemaßnahmen gegen MRSA
- Fort- und Weiterbildung des Personals im Gesundheitswesen
- Aktive Aufklärung der Öffentlichkeit über MRSA (Presse, Internet, Flyer, Ausstellungen, MK- "Der gesunde Kreis")
- Eingangsscreening von Risikopatienten in den Krankenhäusern des Märkischen Kreises (gemäß den Richtlinien des RKI's)

langfristig

- Senkung der MRSA-Rate im Märkischen Kreis
- Kosten sparen
- Verbesserung der Gesundheit in der Bevölkerung

5 Gesundheitspolitische Relevanz

Mit der oben beschriebenen Problematik hat sich auch die 79. Gesundheitsministerkonferenz der Länder 2006 in Dessau befasst. Auf dieser Konferenz wurde beschlossen, dass zur Verbesserung der MRSA-Bekämpfung in Deutschland regionale Netzwerke unter Koordination des Öffentlichen Gesundheitsdienstes (ÖGD) gebildet werden sollen, die regional angepasst aber in der Summe flächendeckend sind (Ergebnisniederschrift zur GMK 2006, S. 19). Bei einer kürzlich veröffentlichten Umfrage des Landesinstitutes für Gesundheit und Arbeit des Landes Nordrhein-Westfalen (LIGA-NRW) zum Stand der Netzwerkbildung in Nordrhein-Westfalen wurden alle 54 Gesundheitsämter/unteren Gesundheitsbehörden im April 2008 befragt. Hierbei gaben 15 (27,8 %) Gesundheitsämter an, dass sie ein Netzwerk gebildet haben bzw. in der Planung dazu sehr weit fortgeschritten sind. 22 (40,7 %) beabsichtigen die Bildung eines Netzwerkes und 8 (14,8) gaben an kein Netzwerk gründen zu wollen (LIGA NRW 2008, S. 1).

Das nordrhein-westfälische Landesministerium für Arbeit, Gesundheit und Soziales hat mit dem Erlass vom 04. August 2006 das von der 79. Gesundheitsministerkonferenz beschlossene

---

[5] Die Kommunale Gesundheitskonferenz ist ein Gremium der Abstimmung und Zusammenarbeit aller an der Gesundheitsversorgung Beteiligten und dient der Verbesserung der Kommunikation und Koordination. Sie berät gemeinsam interessierende Fragen der gesundheitlichen Versorgung auf örtlicher Ebene, insbesondere Bedarfsabschätzung und Verfahrensfragen mit dem Ziel von Handlungsempfehlungen.

Strategiepapier zum Umgang mit MRSA über die Bezirksregierungen den unteren Gesundheitsbehörden (Gesundheitsämter) zur weiteren Veranlassung zugeleitet. Anschließend wurde die Umsetzung der MRSA-Präventionsstrategie auf den Fachbesprechungen der Bezirksregierungen mit den Gesundheitsämtern diskutiert. In einem weiteren Erlass vom 20. März diesen Jahres wurden seitens desselben Ministeriums die unteren Gesundheitsbehörden gebeten, gezielt darauf hinzuwirken, dass die Krankenhäuser konsequent ihr Präventions-Management fortführen beziehungsweise intensivieren. Folglich soll sichergestellt werden, dass bei der Umsetzung der o. g. Empfehlung insbesondere die folgenden Maßnahmen zur Prävention der Weiterverbreitung von MRSA umgesetzt werden:

- Identifizierung, Erfassung und Bewertung von MRSA und Untersuchung von Risikopatienten auf MRSA bei der Aufnahme ins Krankenhaus.
- Strikte Umsetzung geeigneter Hygienemaßnahmen.
- Sanierung von MRSA-Trägern.
- Kontrollierter Einsatz von Antibiotika.
- Sicherstellung eines angemessenen Verlegungs- und Entlassmanagements.

Des Weiteren wurde auf die Durchführung der §§ 23 Absatz 1 und 36 des Infektionsschutzgesetzes (IfSG) hingewiesen. Das Ministerium regt an, die Empfehlungen der Kommission für Krankenhaushygiene und Infektionsprävention als Grundlage aller Hygienemaßnahmen im stationären Bereich heranzuziehen. Abschließend wurde eine Erweiterung der Meldepflicht im Infektionsschutzgesetz, nach der jeder MRSA-Nachweis aus sterilem Material den zuständigen Gesundheitsämtern anzuzeigen wäre, in Aussicht gestellt (Erlass vom Ministerium für Arbeit, Gesundheit und Soziales NRW 2008, 2ff).

Die Etablierung eines solchen Netzwerks soll eine dringend benötigte Antwort auf die bisherigen krankenhaushygienischen Insellösungen sein, bei denen jedes Krankenhaus für sich selbst versucht, das MRSA Problem zu bewältigen. Die ambulanten Institutionen, Alten- und Pflegeheime, Arztpraxen sowie ambulante Pflegedienste, sollen einen wichtigen Beitrag im Kampf gegen MRSA leisten. Durch die Abstimmung von Hygienemaßnahmen, Screeningmethoden, Sanierungs- und Therapieschemata sowie der Bündelung der vorhandenen infektiologischen Kompetenz kann die MRSA-Rate im Märkischen Kreis gesenkt werden. Eine reduzierte MRSA-Rate in der Bevölkerung würde die Infektionen ausgelöst durch multiresistente Bakterien, die mit einer erhöhten Morbidität und Mortalität einhergehen vermindern. Eine Senkung der Behandlungskosten und verkürzte Liegezeiten in den Krankenhäusern wären die Folge und zusätzlich würde die Qualität der medizinischen Versorgung umgehend verbessert (EUREGIO MRSA-net 2008).

6 Stand der Forschung und Entwicklung in der Praxis

EUREGIO-MRSA-net Twente/Münsterland

Innerhalb Europas gibt es erhebliche Unterschiede in der MRSA-Prävalenz zwischen den einzelnen Ländern. Daraus resultieren Probleme in der deutsch-niederländischen Grenzregion bei der grenzüberschreitenden Versorgung von Patienten und der Ausübung von Tätigkeiten im Gesundheitswesen des Nachbarlandes. Das EUREGIO-MRSA-net Twente/Münsterland hat mittlerweile Vorbildfunktion hinsichtlich der Schaffung anzustrebender regionaler Strukturen zur Eindämmung der Weiterverbreitung von MRSA in Deutschland. Damit soll den interessierten Kreisen eine Anregung gegeben werden, so oder ähnlich gestaltete Strukturen zu schaffen und zu unterstützen. Das EUREGIO MRSA-net Projekt ist eine regionales Netzwerk zum Schutz der Bevölkerung in der Region Twente/Münsterland vor Infektionen mit MRSA. Es soll durch Austausch von Wissen und Technologien sowie insbesondere durch eine grenzüberschreitende Kooperation zur Verbesserung der Umsetzung von Präventions- und Kontrollmaßnahmen gegen MRSA in der EUREGIO[6] beitragen. Seit dem 01. Juli 2005 wird es zunächst für drei Jahre finanziell von der Europäischen Union im Rahmen der Gemeinschaftsinitiative Interreg-IIIA aus Mitteln des Europäischen Strukturfonds für regionale Entwicklung sowie durch das Wirtschaftsministerium des Landes NRW unterstützt.

Die Koordination erfolgt auf deutscher Seite vom Institut für Hygiene des Universitätsklinikums Münster und dem Landesinstitut für den Öffentlichen Gesundheitsdienst NRW, auf der niederländischen Seite durch das Laboratorium Twente-Achterhoek und die Universität Twente in Enschede. In Deutschland soll die MRSA-Rate erfasst und auf niederländisches Niveau gesenkt werden, in den Niederlanden der Zufluss von MRSA aus Deutschland und die Ausbreitung von CA-MRSA kontrolliert werden.

An dem Projekt beteiligen sich bisher mehr als 40 Krankenhäuser, die Laboratorien, die die Krankenhäuser und niedergelassenen Ärzte der Region versorgen, die Ärztekammer und die Kassenärztliche Vereinigung Westfalen-Lippe sowie die AOK Westfalen-Lippe. Von Anfang an waren die fünf Gesundheitsämter der Region miteinbezogen. Das regionale MRSA-Netzwerk ist ein konsequentes und alle Teilnehmer an der Patientenversorgung einbeziehendes Konzept, dass die folgenden sieben Ziele verfolgt:

1. Schaffung eines grenzübergreifenden Netzwerks in der Region Münsterland/Twente entlang des MRSA-Kreislaufs.
2. Vergleich und Abstimmung der in Deutschland und den Niederlanden geltenden MRSA Hygienerichtlinien.
3. Fort- und Weiterbildung des Personals im Gesundheitswesen
4. Aktive Aufklärungsarbeit in der Öffentlichkeit, um die Aufmerksamkeit auf Prävention von Infektionserkrankungen im Gesundheitswesen im Allgemeinen zu erhöhen.
5. Kontrolle der Ausbreitung von so genannten CA-MRSA, die auch bei Personen außerhalb von Krankenhäusern Infektionen verursachen können.
6. Mit Hilfe eines am Institut für Hygiene in Münster entwickelten, modernen Typisierungsnetzwerks soll ein Frühwarnsystem etabliert werden.
7. Qualitätsverbund und Schaffung von Strukturen zur langfristigen Senkung der MRSA-Rate in der EUREGIO auf ein akzeptables Niveau (EUREGIO MRSA-net 2008).

Das EUREGIO MRSA-net bietet Netzwerkpartnerschaften für regionale Netzwerke an, um einen Erfahrungsaustausch zwischen bestehenden Netzwerken und sich neu bildenden Netzwerken anzuregen. Hierzu wurde eine „Checkliste" für regionale Netzwerke erstellt. Aktuelle Informationen über das Projekt können unter www.mrsa-net.org/indexDE.html eingesehen werden (EUREGIO MRSA-net 2008 und Robert-Koch-Institut 2007, S. 307 ff).

---

[6] Die EUREGIO (Europaregion) arbeitet seit 1958 am Aufbau und an der Verstärkung grenzüberschreitender Strukturen im deutsch-niederländischen Grenzgebiet. Sie tut dies in Form eines grenzüberschreitenden Zusammenschlusses von 130 deutschen und niederländischen Städten, Gemeinden und (Land)kreisen (EUREGIO 2008).

Aktion „Saubere Hände"

Die Aktion „Saubere Hände", die am 01.01.2008 begonnen hat und über 3 Jahre laufen soll, hat sich zum Ziel gesetzt, bis zum Jahre 2010 die Händedesinfektion als einen Schwerpunkt für mehr Qualität und Sicherheit in der Patientenversorgung in den Krankenhäusern in Deutschland zu etablieren.

Deutschland hat sich, wie viele andere Staaten weltweit, im Rahmen der WHO-Kampagne „clean care is safer care" im November 2006 verpflichtet, die Reduktion von Krankenhausinfektionen durch Aktionen auf nationalem und lokalem Niveau zu einem Schwerpunkt der Arbeit des Bundesministeriums für Gesundheit (BMG) zu machen. Die Aktion „Saubere Hände" wird vom BMG mit insgesamt 650.000 € gefördert.

Ziel der Kampagne ist es, die Compliance der Händedesinfektion in deutschen Krankenhäusern deutlich und nachhaltig zu erhöhen. Dazu sollen auf verschiedenen Ebenen, Krankenhausleitung, Management, Qualitätssicherung, Personal sowie Patienten, Aktivitäten durchgeführt werden mit dem Ziel ein Umdenken herbeizuführen, in dem die Händedesinfektion einen hohen Stellenwert erhält. Die Kampagne wird unterstützt durch das Aktionsbündnis Patientensicherheit, die Gesellschaft für Qualitätsmanagement in der Gesundheitsversorgung e.V. und durch das Nationale Referenzzentrum für die Surveillance von nosokomialen Infektionen (Aktion „Saubere Hände" 2008 und Robert-Koch-Institut 2008, S. 287 ff).

7. Einschätzung der Realisierbarkeit und Strategien zur Akzeptanzsicherung

Die Gründe für das Scheitern von Projekten sind vielfältiger Natur. Durch bereits vorhandene subjektive Einschätzungen oder Lösungsvorschläge innerhalb der Projektgruppe, häufig verbunden mit Schuldzuweisungen an andere Organisationseinheiten, werden eine Analyse von Problemen und die Entwicklung von gemeinsamen Lösungsvorschlägen unmöglich, was letztendlich zum Scheitern von Projekten führen kann. In der Regel scheitern Projekte am häufigsten in der Umsetzungsphase und in der Nachhaltigkeit der Umsetzung. Eine mangelnde Unterstützung für die Problemlösung bei Führungskräften und Mitarbeitern, welche die Umsetzungen verzögern, verhindern oder bereits umgesetztes wieder rückgängig machen, sind die Ursachen dafür (Seyfarth-Metzger, Liebich, Volz 2004, S. 399).

Die zusätzlichen Kosten (z. B. durch Screening, Isolierung), der Mehraufwand und die Störung des Klinikalltags, sind Einwände, die als Gegenargumente primär auf Seiten der Krankenhäuser gegenüber dem geplanten Projekt zu erwarten sind. Deshalb sollen die Ziele und der Nutzen im Rahmen einer ersten Informationsveranstaltung vor Beginn des Projektes erläutert werden. Hierbei erscheint es sinnvoll herauszustellen, dass Wernitz 2005 in einem Krankenhaus mit einer Screeningfrequenz von 1,5 % aller Aufnahmen, anhand einer Sensitivitätsanalyse berechnet hat, dass bereits ab einer MRSA-Prävalenz von 0,03 % ein Screening bei stationärer Aufnahme kostendeckend wird. Bei geeigneter Definition der Risikopatienten ist die Durchführung eines Screenings von Patienten mit entsprechenden Risikofaktoren für eine Infektion bzw. Kolonisation mit MRSA bei stationärer Aufnahme in Verbindung mit einer präventiven Kontaktisolierung, eine wirksame Maßnahme zur Vermeidung von nosokomialen MRSA-Infektionen, so Wernitz weiter (Wernitz 2005, S. 91). Um die Störung des normalen Klinikbetriebes und um den Mehraufwand für die einzelnen Einrichtungen einzugrenzen, sind anwendungs- und zielgruppenorientierte Präventions- und Kontrollmaßnahmen zu entwickeln. Aus diesem Grunde sollten in der geplanten Projektgruppe auch Akteure aus dem stationären Bereich vertreten sein, um hier wiederum durch Beteiligung die Akzeptanz der betroffenen Personen zu steigern.

Zu dieser ersten Informationsveranstaltung lädt der Fachdienst Gesundheitsschutz und Umweltmedizin des Märkischen Kreises alle Krankenhäuser, Vertreter der Alten- und Pflegeheime, Vertreter der ambulanten Pflegedienste aus der Region, den Geschäftsführer der kommunalen Gesundheitskonferenz sowie einen Vertreter der Krankenkassen ein. Zur Erhöhung der Akzeptanz und zur Motivation der Veranstaltungsteilnehmer wird ein Projektbeauftragter eines am EUREGIO-MRSA-net Twente/Münsterland teilnehmenden Gesundheitsamtes als Gast-Dozent eingeladen, um über das Projekt selbst und den Erfahrungen aus dem Projekt zu berichten.

Als Anreiz für die Krankenhäuser ist ähnlich wie beim EUREGIO-MRSA-net geplant, den teilnehmenden Institutionen zum Ende des Projektes ein Qualitätssiegel in Aussicht zu stellen. Demnach sollen diejenigen Kliniken ein Qualitätssiegel erhalten, die vom MRSA-net vorgegebenen Qualitätsziele umsetzen. Die Überprüfung der Umsetzung und die Zertifizierung erfolgen gemeinsam durch den Fachdienst Gesundheitsschutz und Umweltmedizin des Märkischen Kreises und den Projektmitgliedern des MRSA-net MK. Somit kann das Qualitätssiegel als deutliches Signal für die Patientensicherheit in den zertifizierten Kliniken angesehen werden (EUREGIO MRSA-net 2007, S. 8f).

Auch im ambulanten Bereich ist die Kostenübernahme bei MRSA in Zeiten der Budgetierung und der Regelleistungsvolumen für Ärzte problematisch. Das EUREGIO-MRSA-net hat auch hier bereits Pionierarbeit für andere regionale Netzwerke zur Bekämpfung von MRSA geleistet. In Kooperation mit der Kassenärztlichen Vereinigung Westfalen-Lippe (KVWL) und den Primärkassen wurde vereinbart, dass seit Juli 2008 die Sanierung von MRSA-Patienten zunächst befristet mit einem Pauschalbetrag gefördert wird. Somit erhält der behandelnde Arzt zusätzlich zu seinen EBM-Positionen (Einheitlicher Bewertungsmaßstab für die kassenärztlichen Leistungen) eine Einzelleistungsvergütung von 21 Euro je MRSA-infizierten Patienten und Quartal. Des Weiteren wird der Labor-Wirtschaftlichkeitsbonus des Arztes durch die notwendigen Abstrichuntersuchungen nicht belastet.

Um die MRSA-Sanierung nach der soeben beschriebenen Sondervereinbarung abrechnen zu können, muss der jeweilige Arzt an einer Fortbildungsveranstaltung der KVWL teilnehmen. Für die Ärzte sollten Fortbildungspunkte vergeben werden, um die Motivation zur Teilnahme an diesen Veranstaltungen zu erhöhen. Entsprechende Gespräche werden derzeit mit der Ärztekammer geführt (**plus**punkt Juli 2008, S. 10).

Für den Märkischen Kreis ist die KVWL ebenfalls zuständig. Somit könnte diese Regelung in Kooperation mit den Primärkassen auf den ambulanten Sektor des Märkischen Kreises übertragen werden.

Um das Interesse für das Projekt zu wecken und die Bedeutung für das Gesundheitswesen darzustellen sowie Mitstreiter zu rekrutieren, wird das Projektvorhaben in der Kommunalen Gesundheitskonferenz und in der Pflegekonferenz des Märkischen Kreises vorgestellt.

Die vorherrschenden Wissensdefizite der Ärzte bei der Antibiotika-Therapie und bei der MRSA-Diagnostik könnten zu weiteren Problemen bei der Umsetzung dieses Projektes führen. In der Praxis werden schwere Wundinfektionen oftmals mit sogenannten Breitspektrum-Antibiotika behandelt, ohne gesicherte Indikation und ohne vorausgehende Testung auf z. B. MRSA. Durch diese Vorgehensweise wird die Ausbreitung multiresistenter Erreger und die Resistenzbildung unterstützt. Für den Patienten können die Folgen einer unsachgemäßen Antibiotikatherapie durch eine verlängerte Behandlung bzw. eine verzögerte oder nicht eintretende Heilung der Infektion, fatal sein. Zusätzlich entstehen für das Gesundheitswesen teilweise erhebliche Mehrkosten. Zudem könnte die teilweise vorhandene Skepsis unter den Ärzten gegenüber Formen der Standardisierung ärztlicher Tätigkeit, bei der Umsetzung des Projektes zum Problem werden (Gerlinger 2008, S. 71). Fortbildungsveranstaltungen, in denen lokale/regionale Daten über Antibiotika-Resistenzen- und Verbrauch analysiert sowie die unkritische Verschreibung von Antibiotika diskutiert werden, können hier zu einem sachgerechten Umgang mit Antibiotika innerhalb der Ärzteschaft führen.

Laut der erst kürzlich vom Bundesministerium für Gesundheit gemeinsam mit dem Bundesministerium für Ernährung, Landwirtschaft und Verbraucherschutz und dem Bundesministerium für Bildung und Forschung veröffentlichte Deutsche Antibiotika-Resistenzstrategie (DART), sollen deshalb regionale Netzwerke zur Verhütung und Bekämpfung von Antibiotika-Resistenzen nach dem Vorbild des EUREGIO-MRSA-net Twente/Münsterland implementiert werden (Bundesministerium für Gesundheit 2008, S. 13ff).

Die vorangegangenen Ausführungen haben verdeutlicht, dass bei der Bekämpfung von MRSA die Zusammenarbeit der verschiedenen Akteure in der Gesundheitsversorgung notwendig ist. Das deutsche Gesundheitssystem weist jedoch eine Reihe von Problemfelder auf, die sich in erster Linie durch eine wechselseitige Abschottung der Versorgungseinrichtungen bzw. -bereiche (stationäre und ambulante Sektor) auszeichnen. Die Folgen sind eine mangelnde Informationsweitergabe, unzureichende oder fehlende Absprachen über Behandlungsschritte und ein fehlender Austausch von Fachwissen (Gerlinger 2008, S. 77).

Zur Lösung dieser Problematik und zur Verbesserung des Informationsflusses zwischen den Krankenhäusern und den niedergelassenen Ärzten könnte die Entwicklung eines Übergabebogens für MRSA beitragen. Dieser Übergabebogen sollte dem weiterbehandelnden Arzt nach der Entlassung aus dem Krankenhaus, Angaben über Stand und notwendige Fortführung der MRSA-Sanierung sowie die erforderlichen Hygienemaßnahmen mitteilen. Folglich ist der Übergabebogen ein geeignetes Instrument zur Sicherstellung einer konsequenten Weiterbehandlung von MRSA-Patienten.

8. Durchführung des Projekts

8.1 Projektorganisation und Anbindung an bestehende Strukturen

Bei diesem Projekt kann laut Mühlbauer 2008 auch von einer reinen Projektgesellschaft, also der Zusammenschluss mehrerer Teileinheiten aus verschiedenen Institutionen (z. B. Krankenhäuser, Alten- Pflegeheime) gesprochen werden. Das Gesundheitswesen kennt solche Projektgesellschaften beispielsweise als Arbeitsgemeinschaften. Solche Multiprojektorganisationen erfüllen in der Regel einen Projektauftrag und benennen einen Projektleiter (Mühlbauer 2008, S. 32). Neben dem Projektleiter, gehören der Auftraggeber, eine Steuerungsgruppe und eine Projektgruppe zur Organisation dieses Projektvorhabens.

Die kommunale Gesundheitskonferenz des Märkischen Kreises als Auftraggeber gibt den zeitlichen Rahmen vor und legt die Ressourcen für das gesamte Projekt fest (Grossmann, Scala 1994, S. 82).

Die Steuerungsgruppe setzt sich aus dem Geschäftsführer der kommunalen Gesundheitskonferenz (Auftraggebervertreter), dem Fachbereichsleiter des Fachbereichs 7 - Gesundheitsdienste und Verbraucherschutz-, der Leiterin des Fachdienstes Gesundheitsschutz und Umweltmedizin des Märkischen Kreises und dem Projektleiter zusammen. Vermittlung zwischen Auftraggeber und Projektgruppe, Ernennung der Projektleitung, konkrete Auftragsvergabe an die Projektgruppe, Abnahme von Zwischenergebnissen und Berichten sowie notfalls Unterstützung der Projektleitung, sind einige der strategischen und planerischen Aufgaben dieser Steuerungsgruppe. Alle vier Mitglieder der Steuerungsgruppe müssen die Bereitschaft zur Kooperation besitzen (Wolf, Genz 2004, S. 19ff).

Die Gesamtprojektplanung und die Funktion des Projektleiters erfolgt bzw. übernimmt ein Mitarbeiter des Fachdienstes Gesundheitsschutz und Umweltmedizin des Märkischen Kreises. Er erstellt die Projektplanung im Rahmen seiner Abschlussarbeit des Fernstudienganges - Angewandte Gesundheitswissenschaften- an der Universität Bielefeld.

Der Projektleiter ist die Verbindung zwischen der Steuerungsgruppe und der Projektgruppe. Er setzt Ziele und definiert Aufgaben, er sorgt für eine kontinuierliche Information der Steuerungsgruppe, er trägt die Verantwortung für das Erzielen von Ergebnissen innerhalb der vorgegebenen Ressourcen und Termine sowie für eine gut durchdachte Projektdefinition. Ein erfolgreicher Leiter eines Projekts sollte über eine hohe soziale Kompetenz verfügen, Motivations- und Integrationsfähigkeit besitzen, eine vertrauensvolle und partizipative Arbeitsatmosphäre in der Projektgruppe schaffen, konfliktfähig und kommunikationsfähig sein. Zur Stärkung des Projektleiters sollte er mit projektbezogenen Weisungs- und Entscheidungskompetenzen ausgestattet werden, ohne dabei die Mitglieder der Projektgruppe in ihrer Gestaltungsfreiheit einzuschränken (Grossmann, Scala 1994, S. 96; Wolf, Genz 2004, S. 18f).

Die Durchführung des Projekts sollte einer repräsentativ besetzten Projektgruppe übertragen werden. Die personelle Zusammensetzung der Projektgruppe sollte alle für die MRSA-Verbreitung relevanten Akteure im Märkischen Kreis umfassen, d. h. im Einzelnen:

- Hygienebeauftragte Ärzte
- Hygienefachkräfte
- Vertreter der Alten- Pflegeheim
- Vertreter der ambulanten Pflegedienste
- MitarbeiterInnen vom Fachdienst Gesundheitsschutz und Umweltmedizin (FD 74)
- Vertreter der Krankenkassen.

Zusätzlich sollen zeitweise für bestimmte Sitzungen der Projektgruppe Vertreter der Krankentransportdienste und der Kassenärztlichen Vereinigung Westfalen-Lippe hinzugezogen werden. Alle Mitglieder des Projektteams müssen teamfähig sein. Sie sollten die Grundlagen des Projektmanagements kennen, kommunikations- und konfliktfähig sein um beispielsweise Interessenskonflikte zu bewältigen. Die Arbeit in der Gruppe sollte als Arbeitszeit gelten. Dadurch unterstreichen die einzelnen Institutionen bzw. Einrichtungen die Bedeutung dieses Projekts.

Die Projektgruppe ist u. a. zuständig für die Erstellung einer Projektdefinition, sie stellt den Projektplan auf, der mit dem Auftraggeber diskutiert, ergänzt und genehmigt wird, definiert Arbeitspakete und setzt Meilensteine (Wolf, Genz 2004, S. 32ff). Um die Projektgruppe zu bilden, wird im Nachgang zur ersten Informationsveranstaltung von Seiten des Fachdienstes Gesundheitsschutz und Umweltmedizin ein Anschreiben an die teilnehmenden Institutionen bzw. Einrichtungen versendet, indem sie aufgefordert werden einen Projektbeauftragten und einen Stellvertreter schriftlich zu benennen.

Für das geplante Projekt verfügt der Fachdienst Gesundheitsschutz und Umweltmedizin des Märkischen Kreises über geeignete Räumlichkeiten, in denen Sitzungen oder Fortbildungs- und Informationsveranstaltungen durchgeführt werden können. Des Weiteren sind technische Hilfsmittel wie Laptop, Beamer, entsprechende Software, Drucker, Kopierer, Telefon und Fax und ein Internetanschluss vorhanden.

8.2 Projektphasen

8.2.1 Konzeption

Die Projektidee wird zu allererst in der kommunalen Gesundheitskonferenz vorgestellt. Nach der Zustimmung kann der Projektantrag gestellt werden. In diesem Projektantrag sollte eine grobe fachliche Problembeschreibung, die Inhalte, der Zeitrahmen sowie der Verlauf des Projekts beschrieben, die Ziele definiert und die Kosten aufgeführt werden. Vorschläge zur Projektorganisation und zur Besetzung der Projektgruppe runden den Antrag ab[7].

Im nächsten Schritt der Konzeptionsphase wird die Steuerungsgruppe durch die kommunale Gesundheitskonferenz einberufen, die wiederum anschließend einen Projektauftrag formuliert und den Projektleiter benennt. Der Projektauftrag beinhaltet grobe Angaben über die Rahmenbedingungen des Projekts. Hierzu zählen ein kurzer Problemaufriss, der gewünschte zukünftige Sollzustand, angesprochene Institutionen und das gewünschte Projektende.

Nach der Formulierung des Projektauftrages bildet sich die Projektgruppe (siehe Kapitel 7.1), die auf der Basis des Projektauftrags eine sogenannte Projektdefinition aufstellt. Diese Definition enthält die drei Aspekte: Ziel (konkrete Feinziele), Zweck (dahinterliegendes Grobziel) Szenario (bildhafte Beschreibung des Projektendes) und beschreibt das Was und Warum eines Projektes. Die Projektdefinition wird durch den Auftraggeber genehmigt.
Mit einer konstituierenden Sitzung, auch Kick-off-Sitzung genannt, startet das Projekt. Der Auftraggeber, die Projektleitung und die gesamte Steuerungs- und Projektgruppe nehmen an dieser Veranstaltung teil.

8.2.2 Planungsphase

Für die Projektplanung sollte ausreichend Zeit zur Verfügung gestellt werden. Es hat sich gezeigt, dass eine gründliche und ausreichend lange Planungsphase sinnvoll ist, da unerwartete aber unvermeidliche Änderungen, zu einem späteren Zeitpunkt des Projekts nur noch sehr teuer zu erkaufen sind. Die gesamte Projektgruppe sollte aufgrund der Komplexität des Projektthemas an dieser Planung beteiligt sein. Um alle notwendigen Aktivitäten und Aufgaben eines Projekts zu beschreiben, wird ein Projektplan erarbeitet.

Bei der Projektplanung handelt es sich um ein Vorgehen in mehreren Schritten. Zuerst erfolgt eine Auflistung aller zur Erreichung der Projektziele notwendigen Aktivitäten im Projektstrukturplan. Die Inhalte des Projekts werden erläutert und der gesamte Umfang des Vorha-

---

[7] Die theoretischen Grundlagen zur Projektplanung, sind sofern nicht anders angegeben, der folgenden Literatur entnommen: Wolf & Genz (2004); Vogt & Krampitz (2008).

bens wird transparent gemacht. Sämtliche Aktivitäten werden ohne konkrete Zeitangaben aufgelistet, in kleine Aufgaben zergliedert und letzten Endes in Arbeitspakete gebündelt. Dann werden die aufgelisteten Aktivitäten innerhalb eines Projektphasenplans in eine zeitliche Reihenfolge gebracht und in einzelne Etappen (Meilensteine) unterteilt. Unter der Bezeichnung Meilenstein versteht man laut der DIN 69900 ein Ereignis besonderer Bedeutung mit geplanten Projektergebnissen und einem Plantermin. Anhand dieser Meilensteine kann sowohl der Projektfortschritt als auch die weitere Planung überprüft sowie aktuelle Informationen an die Steuerungsgruppe weitergegeben werden.

Für das hier geplante Projekt werden folgende Meilensteine, Arbeitspakete und Teilaufgaben definiert:

Meilenstein I: Start der Projektgruppe

- Festlegung der Organisation und Frequenz der Teamsitzungen sowie der Dokumentation und Informationsweitergabe im Rahmen der ersten Teamsitzung mit dem gesamten Team.
- Erarbeitung des Projektstrukturplans.
- Klärung der Ressourcen und Zuordnung der Verantwortlichkeiten.
- Phasenablaufplan erstellen, Termine setzen.

Meilenstein II: Aufbau eines Netzwerks

- Runde Tisch-Gespräche zum Thema MRSA und Aufbau von Kontakten mit den regionalen Akteuren im Gesundheitswesen.
- Erarbeitung von einheitlichen Hygienestandards (ambulant und stationär).
- Umsetzung des § 23 Infektionsschutzgesetz (Surveillance).
- Schriftliche Festlegung der Zusammenarbeit.

Meilenstein III: Fort- und Weiterbildung des Personals im Gesundheitswesen

- Vorträge zum Thema MRSA, zugeschnitten auf die einzelnen Berufsgruppen (z. B. Ärzte, Pflegepersonal, Rettungsdienstpersonal).
- Fortbildung von Personal in:
  -Krankenhäusern
  -Alten- und Pflegeheimen
  -ambulanten Pflegediensten
  -niedergelassenen Arztpraxen
  -Krankentransportdiensten

- Fortbildung durch:
  -Hygienefachkraft des Fachdienstes Gesundheitsschutz und Umweltmedizin (FD 74)
  -Ärzte (Lögd)

Meilenstein IV: Aufklärung der Öffentlichkeit

- Erarbeitung von Printmedien (Info-Broschüren für Patienten und Angehörige, Pflegepersonal).
- Veröffentlichung von Presseartikeln.

Meilenstein V: Einführung von Eingangsscreening in den Krankenhäusern des Märkischen Kreises gemäß den RKI-Richtlinien

➤ Prävalenzscreening in den Krankenhäusern des Märkischen Kreises für einen Monat.
➤ Auswertung der Ergebnisse und Definierung der Risikopatienten.
➤ Erstellung eines Fragebogens zur Identifizierung von Risikopatienten.
➤ Erstellung einer regionalen Screeningempfehlung für alle Krankenhäuser im Märkischen Kreis.

In einem Projektablaufplan beschreibt man, was wann und in welcher Reihenfolge erledigt werden muss. Er leitet sich aus dem soeben erwähnten Projektstrukturplan ab. Alle anfallenden Vorgänge werden in einen logischen Ablauf gebracht, mit frühest- und letztmöglicher Anfangs- und Endzeitpunkten. Zusätzlich werden inhaltliche und terminliche Abhängigkeiten, also Bearbeitungsdauer, Pufferzeiten und kritische Pfade, aufgezeigt. Der kritische Pfad entsteht durch die Abhängigkeit zweier Aktivitäten, die erst nach Erledigung der jeweils anderen durchgeführt werden können und verläuft entlang der Pufferzeiten. Wenn er an einer Stelle überschritten wird, ist die gesamte Planung des Projekts in Gefahr. In der Umsetzungsphase eines gut geplanten Projekts stellt er das wichtigste Steuerinstrument dar. Die gesamte Projektplanung (Struktur-, Phasen- und Ablaufplan) ist mit der Steuerungsgruppe abzustimmen.

8.2.3 Durchführungsphase

In dieser Phase des Projekts erfolgt die Bearbeitung der in der Planungsphase vereinbarten Arbeitspakete, Meilensteine werden erreicht und die Projektplanung wird aktualisiert. Möglichen Abweichungen vom ursprünglichen Projektplan wird entgegengesteuert. Die Steuerungsgruppe wird kontinuierlich durch den Projektleiter über das Erreichen von Meilensteinen und erzielten Ergebnissen in Form von Projektstatusberichten informiert. In diesen Berichten wird ein Ist-Soll-Vergleich angestellt und es werden Empfehlungen zum weiteren Vorgehen von Seiten der Projektgruppe geäußert.

Die Projektgruppe trifft sich alle 3 Wochen zu einer Sitzung, in denen Themen schrittweise bearbeitet und Informationen ausgetauscht werden. Darüber hinaus wird ein E-Mail-Verteiler unter den Beteiligten eingerichtet, um den Austausch von Informationen zu fördern. Solche Projektgruppensitzungen erfordern eine gute Vorbereitung durch den Projektleiter. So ist der Projektleiter u. a. verantwortlich für die Moderation, die Protokollführung, die Einhaltung des vorgesehenen Zeitrahmens und dass konkrete Aufgaben bis zur nächsten Sitzung vereinbart werden. Die Protokolle der Projektgruppensitzungen, welche überwiegend für den internen Gebrauch der Projektgruppe bestimmt sind, sorgen dafür, dass die im Projekt durchgeführten Maßnahmen für die Mitglieder des Teams als auch für Dritte nachvollziehbar sind. Die Protokolle werden in einem Ordner gesammelt und im Anschluss an die Sitzungen den Teilnehmern zeitnah zugesandt.

Mit einem aussagekräftigen Einladungsschreiben, mit Angaben zu Ort, Zeitrahmen sowie Inhalt und Ziel der Sitzung, werden die Mitglieder der Projektgruppe durch den Projektleiter zu den einzelnen Sitzungsterminen eingeladen. Zusätzlich wird eine Tagesordnung erstellt und dem Schreiben beigefügt.

Die Durchführungsphase endet mit der Erstellung einer regionalen Screeningempfehlung und mit der Einführung des Eingangsscreenings in den Krankenhäusern im Märkischen Kreis.

8.2.4 Abschlussphase

Zum Ende des Projekts wird ein Abschlussbericht verfasst und vom Auftraggeber abgenommen. Er wird von der Projektleitung in Absprache mit der Projektgruppe erstellt. Im Rahmen einer Projektabschlusssitzung, auch Kick-out-Sitzung genannt, werden die Zusammenarbeit innerhalb der Projektgruppe und der Gesamtverlauf des Projekts noch einmal reflektiert. Rückblickend wird das Erreichen der gesetzten Ziele, die Zufriedenheit mit dem Ergebnis von Seiten des Auftraggebers und der Projektgruppe sowie Konsequenzen und Erfahrungen für zukünftige Projekte diskutiert. Das Projekt endet offiziell mit der Auflösung der Projektgruppe.

9. Finanz- und Zeitplanung

In der folgenden grafischen Darstellung erfolgt die Zeitplanung für das in Kapitel 8 beschriebene Vorgehen:

Projektphase	Zeit	Monate										
		1	2	3	4	5	6	7	8	9	10	11	12
Konzeptionsphase:													
Projektantrag/Projektorganisation													
Projektauftrag/Kick-off													
Planungsphase:													
1. Sitzung der Projektgruppe													
Strukturplan													
Ressourcen klären													
Phasenablaufplan					♦								
Durchführungsphase:													
Runde-Tisch-Gespräche													♦
Erarbeitung von Standards													
Umsetzung § 23 IfSG													
Schriftliche Vereinbarung													
Fort- und Weiterbildung													♦
Erarbeitung von Printmedien													♦
Presseberichte													
Prävalenzscreening													
Auswertung des Screenings													
Fragebogen erstellen													
Screeningempfehlung													
Einführung des Eingangsscreenings													♦
Abschlussphase:													
Abschlussbericht													
Kick-out-Sitzung													

♦ Meilenstein
Dauer der Aktivitäten
Pufferzeiten

Abbildung 4: Zeitplanung (Quelle: Eigene Darstellung).

Das geplante Projekt soll in dem Zeitraum von 1 Jahr durchgeführt werden. Der Projektleiter, als Hauptverantwortlicher, wird ständig in dem Projekt involviert sein. Das Vorbereiten von Sitzungen, das Planen von Veranstaltungen und die Steuerung des Projekts gehören u. a. zu seinen Aufgaben. In der Durchführungsphase sind mehrere sogenannte Runde-Tisch-Gespräche geplant. Diese können lediglich die Arbeitspakete und Teilaufgaben des MRSA-net MK-Projekts (Erarbeitung von Standards, Umsetzung § 23 IfSG, Erarbeitung von Printmedien, etc.) betreffen oder im Rahmen von Qualitätszirkeln zu bestimmten Themen wie Antibiotikatherapie, Diagnostik, Screening und Schnittstellenmanagement stattfinden. Diese Runde-Tisch-Gespräche werden im Rahmen der zuvor beschriebenen Sitzungen der Projektgruppe durchgeführt. Zusätzlich erfolgen vier Sitzungen der Projektgruppe in der Planungsphase. Es werden zu diesen Veranstaltungen zusätzlich verschiedene Akteure aus dem Gesundheitswesen eingeladen. Ein Vertreter der Kassenärztlichen Vereinigung Westfalen-Lippe (KVWL) oder ein Mitarbeiter eines regionalansässigen Untersuchungslabors kommen als mögliche Teilnehmer in Frage.

Die Umsetzung des § 23 Infektionsschutzgesetz (IfSG) beinhaltet eine abgestimmte Erfassung und regionale Analyse vergleichbarer epidemiologischer MRSA-Grunddaten aus den teilnehmenden Krankenhäusern (z. B. Protokolle, Report). Da es sich hierbei um eine gesetzliche Vorschrift handelt, wird die Umsetzung des § 23 im Projekt vereinheitlicht und dauerhaft eingerichtet. Derzeit erfolgt die Umsetzung in den einzelnen Kliniken sehr unterschiedlich. Von daher soll dieser Arbeitsschritt erst ab Beginn des Prävalenzscreenings bearbeitet werden. Mit der schriftlichen Vereinbarung wird die Zusammenarbeit der teilnehmenden Einrichtungen festgelegt und ein Konsens zum Vorgehen bei MRSA wird geschaffen.

Nach Durchführung der Kick-off-Veranstaltung erfolgen in regelmäßigen Zeitabständen Veröffentlichungen über den aktuellen Stand des Projekts in den lokalen Medien und auf der Internetseite des Märkischen Kreises.

Die folgende Tabelle zeigt die geschätzten Projektkosten im Überblick:

Personalkosten	Vergütungsbasis	Zeitaufwand	Stundenlohn in EUR	Gesamtkosten in EUR
Steuerungsgruppe				
Projektleiter	EG 9 (TVöD)	21 Std.	15 €	315,00 €
Fachbereichsleiter	A 16	21 Std.	32 €	672,00 €
Fachdienstleiterin	A 14	21 Std.	27 €	567,00 €
Auftraggebervertreter/ Geschäftsführer Gkf	A 13	21 Std.	25 €	525,00 €
Projektgruppe				
Projektleiter	EG 9 (TVöD)	460 Std.	15 €	6.900,00 €
Hygienebeauftragter Arzt	EG 15 (TVöD)	60 Std.	24 €	1.440,00 €
Hygienefachkraft	EG 8 (TVöD)	54 Std.	14 €	756,00 €
Mitarbeiter FD 74	EG 8 (TVöD)	62 Std.	14 €	868,00 €
Vertreter Alten- Pflegeheime	EG 11 (TVöD)	54 Std.	18 €	972,00 €
Vertreter amb. Pflege	EG 9 (TVöD)	54 Std.	15 €	810,00 €
Vertreter Krankentransport	EG 9 (TVöD)	54 Std.	15 €	810,00 €
Vertreter der Kassen	EG 10 (TVöD)	54 Std.	17 €	918,00 €
Vertreter KVWL	100 €	2 Termine	-	200,00 €
Vertreter Labor	100 €	1 Termin	-	100,00 €
Schreibkraft	EG 5 (TVöD)	60 Std.	12 €	720,00 €
Personal gesamt				**16.573,00 €**

Abbildung 5: Personalplanung (Quelle: Eigene Darstellung).

Die Kosten für das Projekt gliedern sich in Personal-, Sach- und Dienstleistungskosten. Die Personalkosten ergeben sich aus dem geschätzten Zeitaufwand eines Mitarbeiters für das Projekt und seiner jeweiligen Vergütung nach TVöD[8] (Stufe 3) bzw. BBesO A[9] (Stufe 6). Für die Sitzungen der Projekt- und Steuerungsgruppe sowie für die Kick-off- und Kick-out-Sitzungen werden jeweils 3 Stunden veranschlagt. An den letztgenannten Sitzungen nehmen sowohl die Steuerungsgruppe als auch die gesamte Projektgruppe teil. Des Weiteren erfolgt eine Sitzung des gesamten Teams innerhalb der ersten Meilensteinphase. Der Projektleiter trifft sich mit der Steuerungsgruppe, in der gleichzeitig auch der Auftraggebervertreter sitzt, in vierteljährlichen Abständen, um über den aktuellen Stand des Projekts zu informieren. Zu allen Sitzungen werden Protokolle angefertigt.

Die meisten Stunden gehen auf das Konto des Projektleiters. Er nimmt an den Sitzungen der Projektgruppe und der Steuerungsgruppe teil. Weiteren Zeitaufwand erfordern Planung, Konzeption, Steuerung und Kontrolle des Projekts. Als Entlastung für die Projektleitung wird eine Schreibkraft aus dem Fachdienst mit der Erstellung von Anschreiben, Materialbestellungen, Telefonaten und dem Vorbereiten von Sitzungen mit eingeplant.

Für die geplanten Fort- und Weiterbildungen für das Personal werden jeweils 2 Stunden angesetzt. Es sind insgesamt sieben Veranstaltungen geplant. Davon werden 4 für das Pflegepersonal, Mitarbeiter in Krankentransportdiensten und für Personal aus Arztpraxen angeboten. Eine Mitarbeiterin des Fachdienstes 74, von Haus aus selbst Hygienefachkraft und Mitglied des Teams, wird diese Veranstaltungen durchführen. Die restlichen drei Fort- und Weiterbildungen finden ausschließlich für ärztliches Personal statt und werden durch den Hygienebeauftragten Arzt aus der Projektgruppe durchgeführt.

Sachkosten	Bemessungsgrundlage	Zeitaufwand	Gesamtkosten in EUR
Verpflegung	Getränke durchschnittlich 15,00 € pro Sitzung	32 Termine	480,00 €
Büromaterial, Telefon, Fax, Porto etc.	5 – 10 % der Personalkosten		1.600,00 €
Reisekosten	0,30 € pro km		
-Auftraggebervertreter	Umkreis 20 km	7 Termine	42,00 €
-Fachbereichsleiter	Umkreis 20 km	7 Termine	42,00 €
-Hygienebeauftragter Arzt	Umkreis 35 km	21 Termine	220,00 €
-Hygienefachkraft	Umkreis 35 km	18 Termine	189,00 €
-Vertreter Alten- Pflegeheime	Umkreis 35 km	18 Termine	189,00 €
-Vertreter amb. Pflege	Umkreis 35 km	18 Termine	189,00 €
-Vertreter Krankentransport	Umkreis 35 km	18 Termine	189,00 €
-Vertreter der Kassen	Umkreis 35 km	18 Termine	189,00 €
-Vertreter KVWL	Umkreis 35 km	2 Termine	21,00 €
-Vertreter Labor	Umkreis 35 km	1 Termin	10,00 €
Sachkosten gesamt			3.360,00 €
Dienstleistungskosten	Druckkosten für Printmedien		500,00 €
	Kosten Prävalenzscreening 30,00 € pro Schnelltest[10]	1 Monat	250.000,00 €

Abbildung 6: Sach- und Dienstleistungskosten (Quelle: Eigene Darstellung).

Die Kosten für das Prävalenzscreening wurden hier lediglich exemplarisch anhand des größten Krankenhauses im Märkischen Kreis berechnet. Dabei wurden ca. 100.000 behandelte Patienten (ambulant und stationär) pro Jahr, also ca. 8.300 pro Monat zu Grunde gelegt (Märkische Gesundheitsholding GmbH & Co. KG 2007, S. 15).

---

[8] TVÖD: Tarifvertrag für den öffentlichen Dienst.
[9] BBesO A: Bundesbesoldungsordnung A.
[10] Laut Auskunft eines ortsansässigen Medizinischen Laboratoriums.

Aus den beiden vorangegangenen Kostentabellen lassen sich die Gesamtkosten des Projekts wie folgt darstellen:

- Personalkosten   16.573,00 €
- Sachkosten   3.360,00 €
- Dienstleistungskosten 250.500,00 €
- **Projektkosten gesamt**   **270.433,00 €**

10. Erwartbare Ergebnisse

Das hier beschriebene Projekt, insbesondere die Etablierung des Netzwerks zur Schaffung des "MRSA-net MK", wird die dringend benötigte Antwort auf die bisherigen krankenhaushygienischen Insellösungen sein, bei denen jedes Krankenhaus für sich selbst versucht, das MRSA-Problem in den Griff zu bekommen. Auch der ambulante Sektor, Alten- und Pflegeheime, niedergelassene Arztpraxen und andere ambulante Versorgungseinrichtungen werden in die Bekämpfung von MRSA miteinbezogen. Aufgrund des gehäuften Auftretens von CA-MRSA (Community acquired Methicillin Resistant Staphylococcus aureus) besteht die Notwendigkeit einer verbesserten Kooperation zwischen dem ambulanten und dem stationären Bereich.

Durch das Projekt sollen Hygienemaßnahmen frühzeitig etabliert und fokussiert eingesetzt werden. Die Abstimmung von Präventions- und Hygienemaßnahmen, Screeningmethoden, Behandlung und Sanierung sowie der Austausch von vorhandenem Wissen zwischen den verschiedenen Akteuren können zu einer Senkung der MRSA-Rate im Märkischen Kreis führen.

Gleichzeitig führt eine Reduktion der MRSA-Rate innerhalb der gesamten Bevölkerung zu einem Rückgang der Infektionen, ausgelöst durch multiresistente Bakterien, die mit einer erhöhten Morbidität und Mortalität einhergehen. Für den Patienten bedeutet dies, verkürzte Liegezeiten im Krankenhaus und eine verbesserte Qualität der medizinischen Versorgung. Des Weiteren werden die monetär quantifizierbaren Kosten für die betroffenen Einrichtungen, durch reduzierte Therapiekosten und Isolationsmaßnahmen gesenkt.

Auch der Öffentliche Gesundheitsdienst (ÖGD) profitiert beispielsweise durch den engen Kontakt und ständigen Austausch zwischen den Krankenhäusern und dem Fachdienst Gesundheitsschutz und Umweltmedizin des Märkischen Kreises innerhalb des regionalen Netzwerks. Gesetzliche Vorgaben können im Netzwerk problemorientiert eingesetzt und damit ein wichtiger Beitrag zur Verbesserung der Umsetzung von MRSA-Präventions- und Kontrollmaßnahmen im Märkischen Kreis geleistet werden.

11. Übertragbarkeit des Projekts

Die im Projektverlauf aufgebauten Netzwerkstrukturen zur Bekämpfung von MRSA können in Zukunft auch problemlos auf andere Antibiotika-resistente Erreger bzw. infektiologische Probleme, wie z. B. Clostridium difficile oder Vancomycin-resistente Enterokokken angewandt werden. Im Hinblick auf MRSA gibt es bei diesen Erregern eine Übereinstimmung der Risikofaktoren, der Infektionswege und der Präventions- und Hygienemaßnahmen (Lögd 2007, S. 1ff, Märkischer Kreis -Fachdienst Gesundheitsschutz und Umweltmedizin 2007, S. 1ff).

Dieses Projekt kann jederzeit als Vorlage, für andere durch den Öffentlichen Gesundheitsdienst (ÖGD) koordinierte regionale Netzwerke zur Bekämpfung von MRSA, dienen. Somit würde auch der Beschluss der 79. Gesundheitsministerkonferenz der Länder umgesetzt. Sowohl die Projektorganisation als auch die Zielsetzung dieses Projekts ermöglichen eine Übertragbarkeit des Projekts in andere Gesundheitsämter bundesweit.

Das geplante einheitliche Vorgehen beim Umgang mit MRSA kann selbstverständlich auch überregional auf andere Einrichtungen des Gesundheitswesens (ambulant und stationär) übertragen werden.

12. Schlussbetrachtung

Die Experten aus dem Gesundheitswesen, sei es im Bundesministerium für Gesundheit, in der Konferenz der Gesundheitsminister der Länder oder am Robert-Koch-Institut (RKI) sind sich einig darüber, dass zur Prävention und Kontrolle von MRSA (Methicillin-resistente Staphylococcus aureus) regionale Netzwerke notwendig sind. Der Öffentliche Gesundheitsdienst (ÖGD) spielt hierbei eine wichtige Rolle. Nach Meinung des Verfassers dieser Projektarbeit, werden in Zukunft vermehrt derartige Netzwerke in Deutschland gegründet. Das hier vorgestellte Projekt soll der Einschätzung der Gesundheitsexperten Folge leisten und die Region Märkischer Kreis gegen den Problemkeim MRSA stärken.

Literaturverzeichnis

Aktion Saubere Hände (2008): „Keine Chance den Krankenhausinfektionen!".
URL: http://www.aktion-sauberehaende.de/
Eingesehen am 24.09.2008

Bundesministerium für Gesundheit (2008): Deutsche Antibiotika-Resistenzstrategie (DART), S. 1-96.

Diefenbeck, M. Mückley, T. Hofmann, G.O. (2008): Multiresistente Erreger im Krankenhaus, Konsequenzen für die chirurgische Behandlung In: Trauma und Berufskrankheit Nr. 10/2008, S. 133-137.

EUREGIO (2008) URL:
http://www.euregio.de/cms/publish/content/showpage.asp?themeid=35
Eingesehen am 24.09.2008

EUREGIO MRSA-net (2007): Aufklärungsbogen für MRSA-Kontaktpersonen, S. 2-4.

EUREGIO MRSA-net (2007): EUREGIO MRSA-net Twente/Münsterland, Deutsch-niederländisches Präventionsnetzwerk zur Bekämpfung von Methicillin Staphylococcus aureus (MRSA) S. 1-27.

EUREGIO MRSA-net (2006): Informationsblatt zu MRSA für Patienten und deren Angehörige, S. 2-5.

EUREGIO MRSA-net (2008): Euregio-Netzwerk schützt vor Infektionen.
URL: http://www.mrsa-net.org/pdf/MRSA-F-eB-D.pdf
Eingesehen am 23.09.2008

EUREGIO MRSA-net (2008): Mehrwert des MRSA-net Projekts.[www document]
URL: http://www.mrsa-net.org/DE/mehrwert.html
Eingesehen am 23.09.2008

EUREGIO MRSA-net (2008): Die Projektziele.[www document]
URL: http://www.mrsa-net.org/DE/projektziele.html
Eingesehen am 23.09.2008

Fenner, T. (2006): Laborfachinformation MRSA Methicillin Staphylococcus aureus-Die häufigsten Fragen und Antworten, S. 1-37.

Gastmeier, P. Geffers, C. (2006): Surveillance nach § 23 des IfSG-Wie soll der Amtsarzt die Umsetzung kontrollieren?-. In: Hygiene&Medizin Nr. 31/2006, S. 395-398.

Gerlinger, Th. (2008): Das Gesundheitssystem im Umbruch. 7. Studientext des Weiterbildenden Fernstudiums Angewandte Gesundheitswissenschaften. Bielefeld, Magdeburg.

Gesundheitsministerkonferenz der Länder (2006): Ergebnisniederschrift über die 79. Konferenz der für das Gesundheitswesen zuständigen Ministerinnen und Minister, Senatorinnen und Senatoren der Länder am 29. und 30. Juni in Dessau, S. 1-33.

Grossmann, R./Scala, K. (1994): „Die Entwicklung von Settings durch Projektmanagement" und „Angelpunkte der Projektentwicklung". In: Grossmann, R./Scala, K.: Gesundheit durch Projekte fördern. Weinheim-München: Juventa. S. 77-97.

Kassenärztliche Vereinigung Westfalen-Lippe (2008): MRSA-Sanierung-Primärkassen und KVWL setzen gemeinsames Zeichen. Pluspunkt Juli 2008, S. 10-11.

Landesinstitut für Gesundheit und Arbeit (2008): Umfrage: Stand Netzwerkbildung NRW/April 2008, S. 1-2.

Landesinstitut für den Öffentlichen Gesundheitsdienst (2002): Studie zum Vorkommen von MRSA in Alten- und Altenpflegeheimen, S. 1-38.

Landesinstitut für den Öffentlichen Gesundheitsdienst (2007): Merkblatt Clostridium difficile, S. 1-3.

Märkische Gesundheitsholding GmbH & Co. KG (2007): Qualitätsbericht 2006 Klinikum Lüdenscheid, S. 1-99.

Märkischer Kreis Fachdienst Gesundheitsschutz und Umweltmedizin (2007): Vancomycin-resistente Enterokokken (VRE), S. 1-3.

MEDIENMANUFAKTUR Wortlaut & Söhne (2007): Krank im Krankenhaus Resistente Erreger-eine schleichende Gefahr für Mensch und Gesundheitssysteme (HG.): Allianz Deutschland AG, Königinstraße 28, 80802 München, S. 1-56.

Ministerium für Arbeit, Gesundheit und Soziales NRW (2008): Erlass vom 20.03.2008 Durchführung des Infektionsschutzgesetzes (IfSG). Prävention und Kontrolle von MRSA (und anderen multiresistenten Keimen, S. 1-4.

Mühlbauer, B. H. (2008): Gestaltungsmöglichkeiten im Gesundheitswesen durch innovative Projekte. 10. Studientext des Weiterbildenden Fernstudiums Angewandte Gesundheitswissenschaften. Bielefeld, Magdeburg.

Robert Koch-Institut (2000): Surveillance nosokomialer Infektionen sowie die Erfassung von Erregern mit speziellen Resistenzen und Multiresistenzen § 6 Abs. 3 und § 23 Abs. 1 und 2 in Verbindung mit § 4 Abs. 2 Nr 2b IfSG. Rechtliche Voraussetzungen und Umsetzungsempfehlungen. In: Bundesgesundheitsblatt Nr. 43/2000, S. 887-890.

Robert Koch-Institut (2007): Ein regionales Netzwerk zur Prävention und Kontrolle von Infektionen durch MRSA: EUREGIO MRSA-net Twente/Münsterland. In: Epidemiologisches Bulletin Nr. 33/2007, S. 307-310.

Robert Koch-Institut (2008): Das Problem der nosokomialen Infektionen und Antibiotikaresistenz aus mitteleuropäischer Sicht –Eine Übersicht über Probleme und Präventionsansätze-, August 2008, S. 1-5.

Robert Koch-Institut (2007): Staphylokokken-Erkrankungen, insbesondere Infektionen durch MRSA, RKI-Ratgeber Infektionskrankheiten-Merkblätter für Ärzte S. 1-12.

Robert Koch-Institut (1999): Empfehlung zur Prävention und Kontrolle von Methicillin-resistenten Staphylococcus aureus-Stämmen (MRSA) in Krankenhäusern und anderen medizinischen Einrichtungen, Mitteilung der Kommission für Krankenhaushygiene und Infektionsprävention am RKI. In: Bundesgesundheitsblatt Gesundheitsforschung-Gesundheitsschutz Nr. 42/1999, S. 954-958.

Robert Koch-Institut (2005): Infektionsprävention in Heimen, Empfehlung der Kommission für Krankenhaushygiene und Infektionsprävention beim Robert Koch-Institut (RKI). In: Bundesgesundheitsblatt Gesundheitsforschung-Gesundheitsschutz Nr. 48/2005, S. 1061-1080.

Robert Koch-Institut (2008): „Aktion Saubere Hände": Keine Chance den Krankenhausinfektionen!. In: Epidemiologisches Bulletin Nr. 34/2008, S. 287-294.

Seyfahrt-Metzger, I./ Liebich, B./ Volz, A. (2004): Qualitätsprojekte, Erfolgsfaktoren, methodische Vorgehensweise, Werkzeuge. In: Lauterbach, K. W./ Schrappe, M. (Hrsg.): Gesundheitsökonomie, Qualitätsmanagement und Evidence-based Medicine. Eine systematische Einführung. Stuttgart: Schattauer, S. 397-408.

Vogt, U. & Krampitz, H. (2008): Kompetenztraining Projektmanagement, Fernstudium „Angewandte Gesundheitswissenschaften", Uni Bielefeld, 24.05.2008.

Wernitz, M.H. (2005): Screening bei stationärer Aufnahme von Risikopatienten für die Kolonisation oder Infektion mit Methicillin-resistentem *Staphylococcus aureus* (MRSA)-eine Kohortenstudie über den Einfluss des Screenings auf die Häufigkeit nosokomialer MRSA-Infektionen mit einer Kostenanalyse vor dem Hintergrund des deutschen DRG Fallpauschalen-Vergütungssystems -, S. 1-104.

Wolf, C./Genz, H. (2004): Projektmanagement- eine Einführung. Hamburg: Berufsgenossenschaft für Gesundheitsdienst und Wohlfahrtspflege BGW.

BEI GRIN MACHT SICH IHR WISSEN BEZAHLT

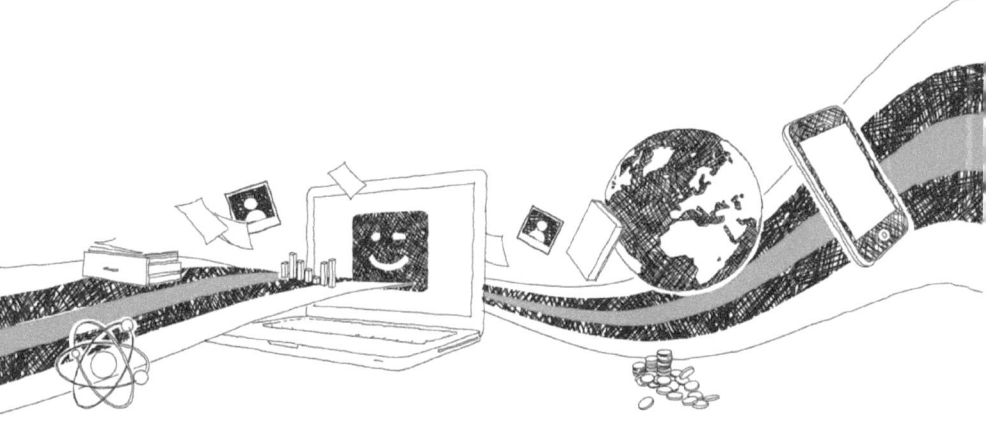

- Wir veröffentlichen Ihre Hausarbeit, Bachelor- und Masterarbeit

- Ihr eigenes eBook und Buch - weltweit in allen wichtigen Shops

- Verdienen Sie an jedem Verkauf

Jetzt bei www.GRIN.com hochladen und kostenlos publizieren

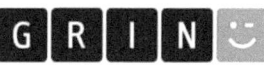